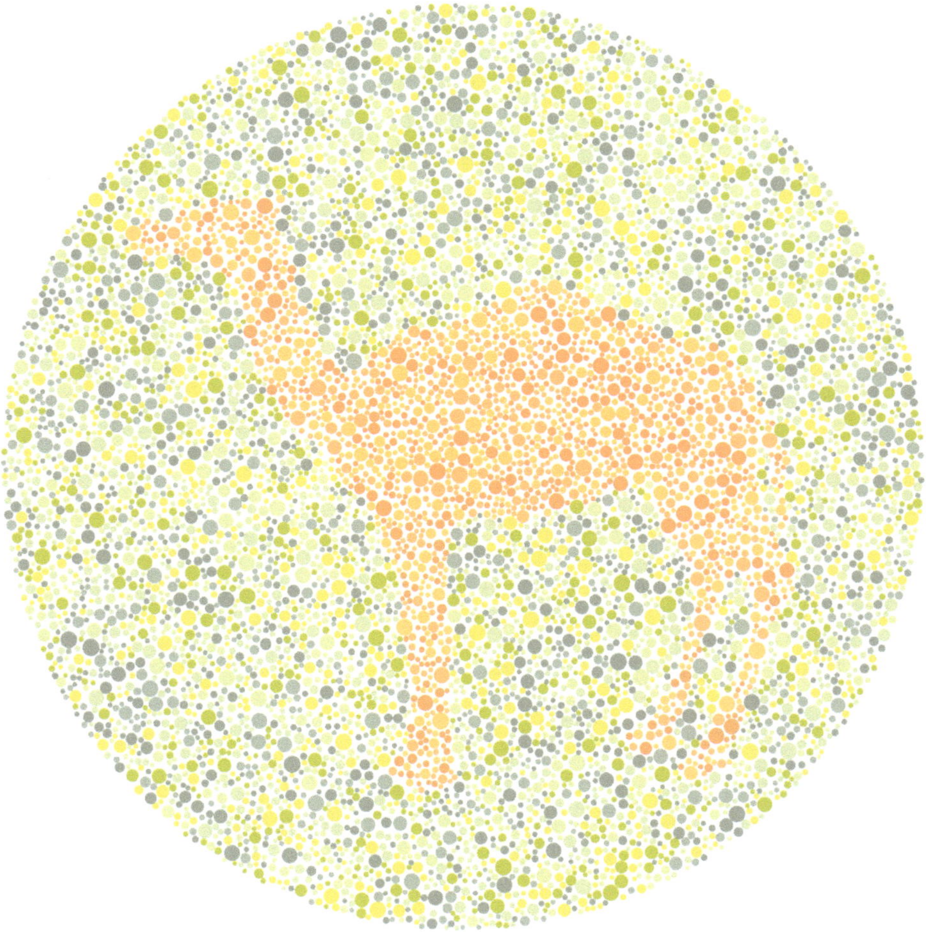

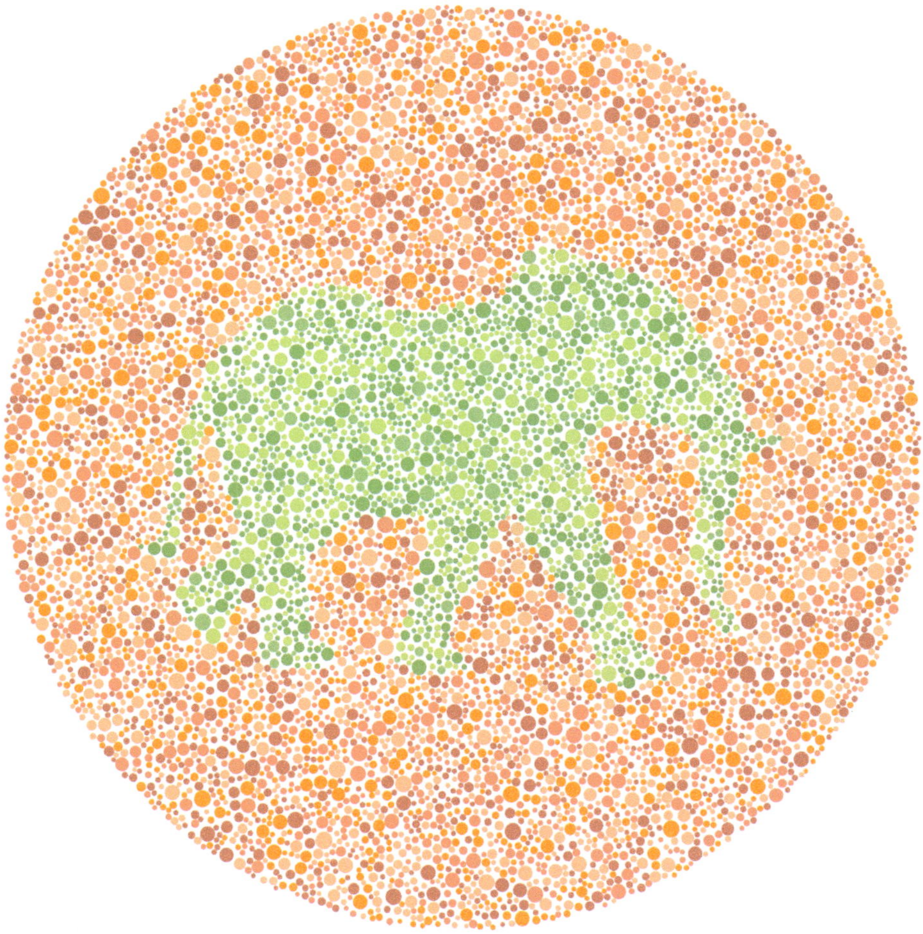

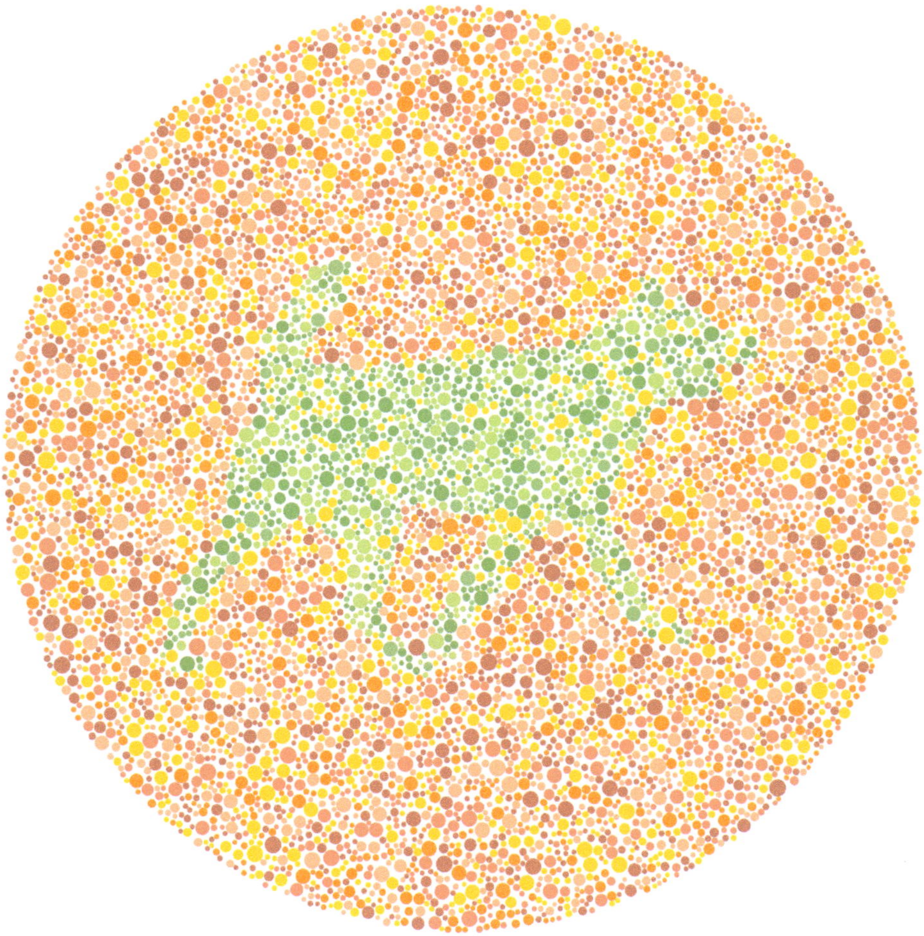

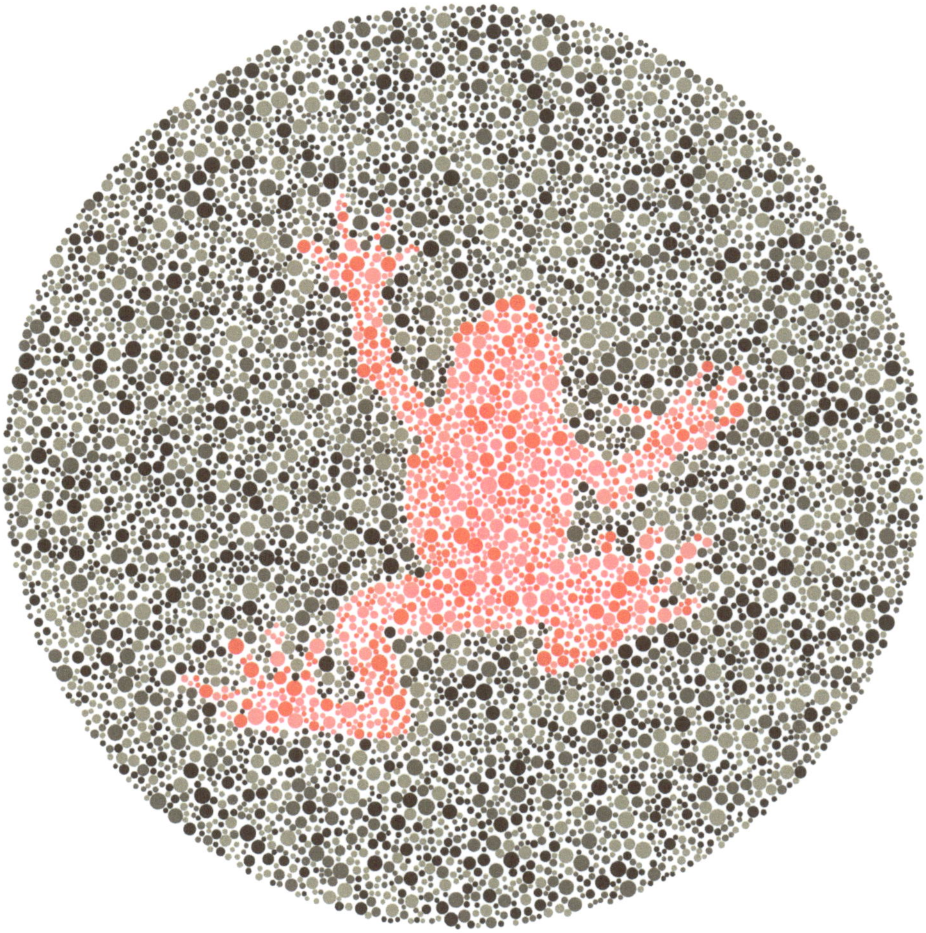

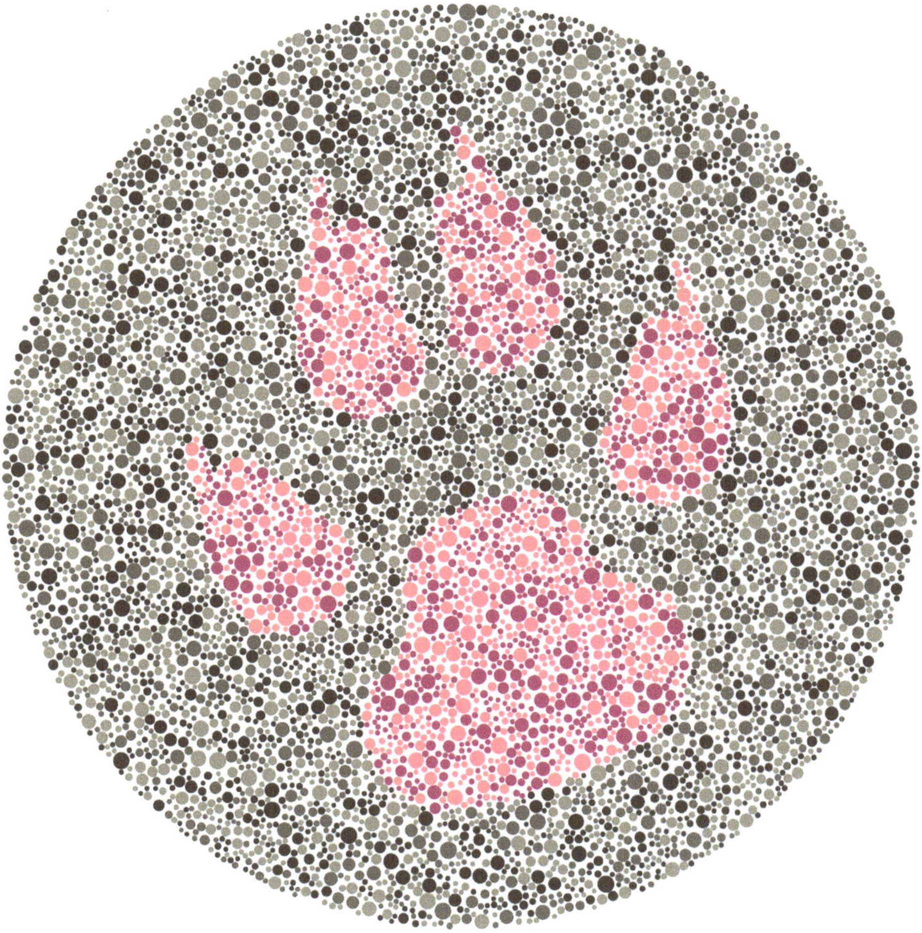

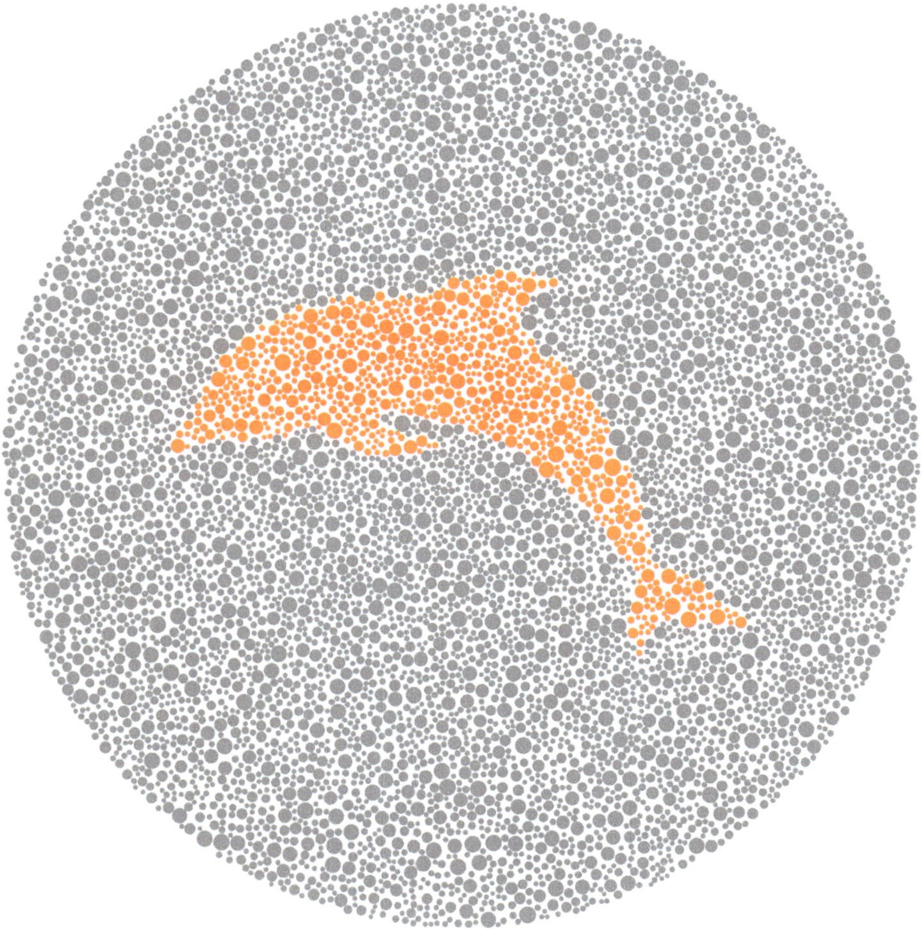

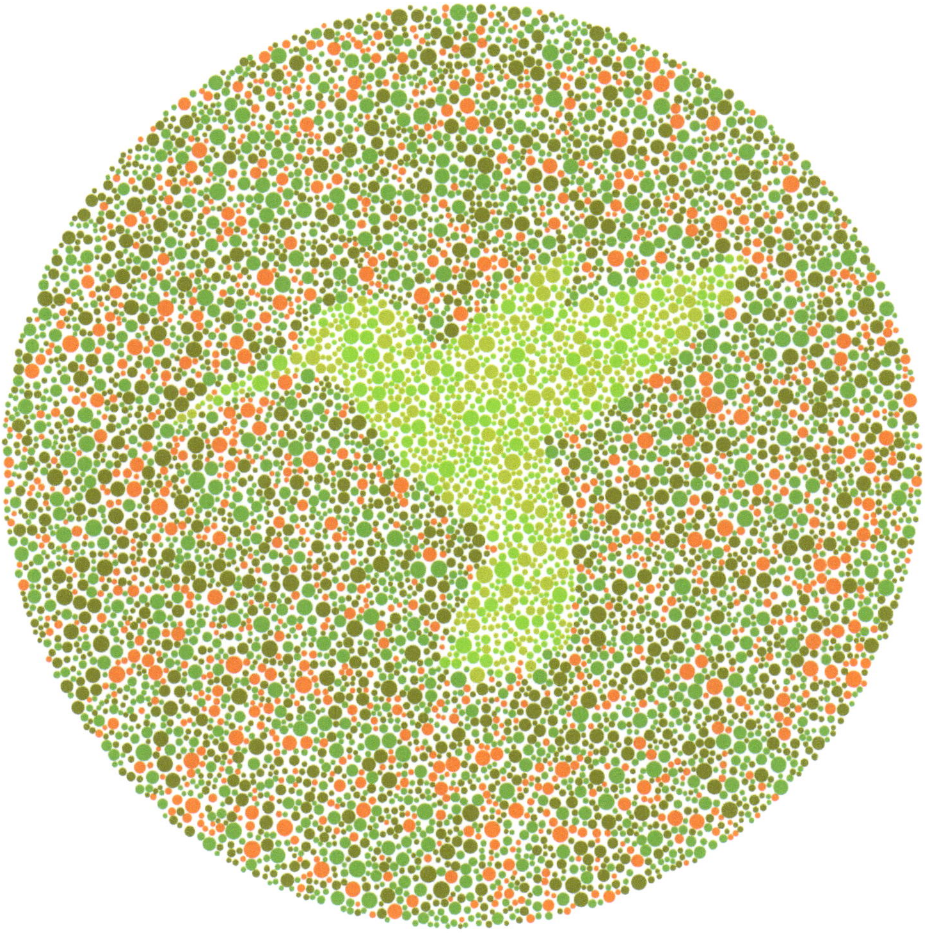

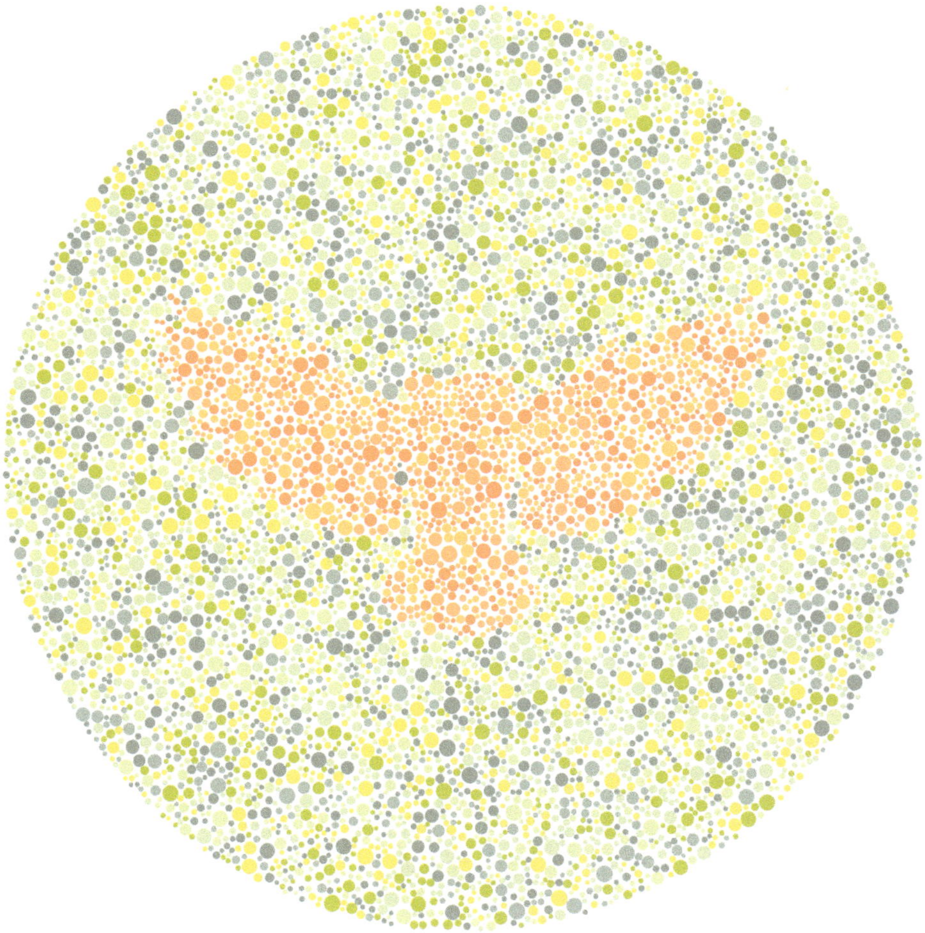

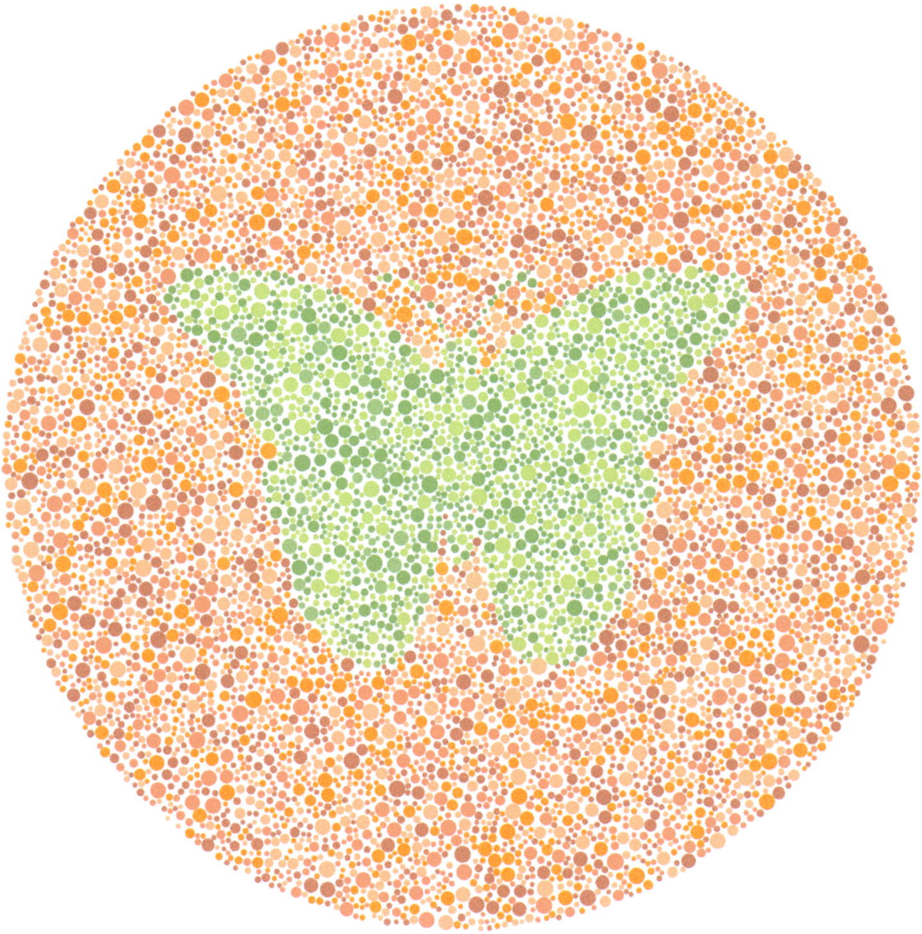

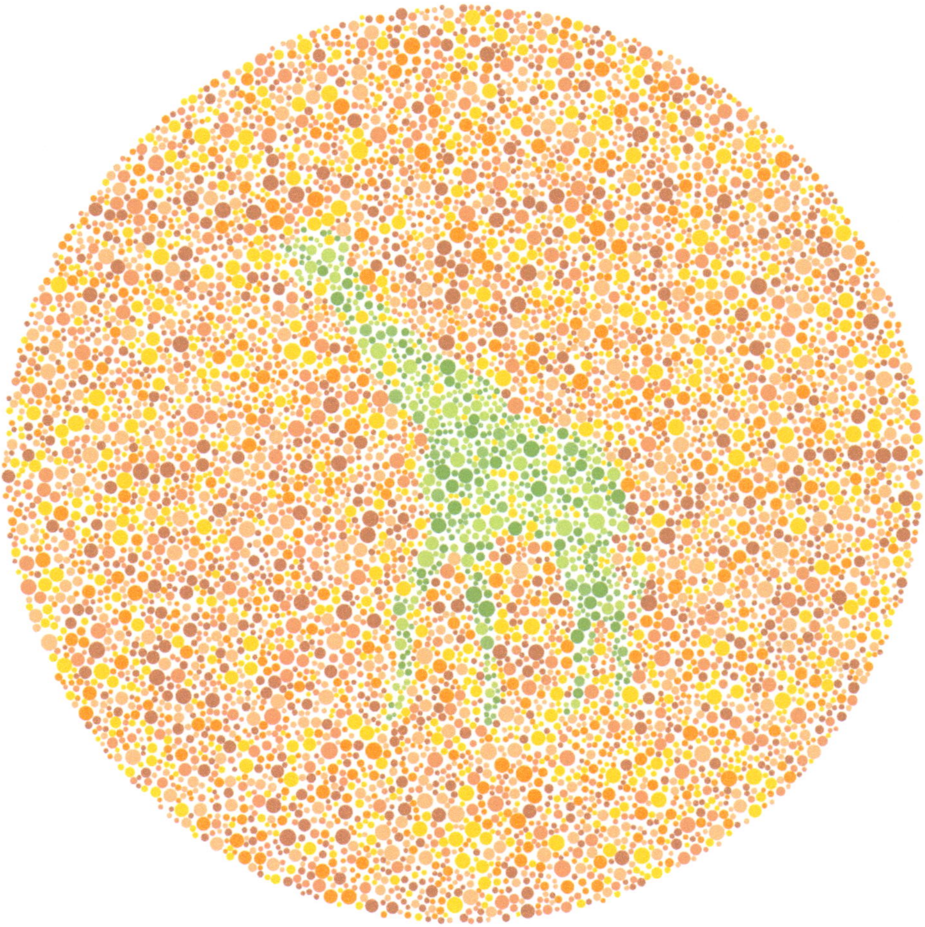

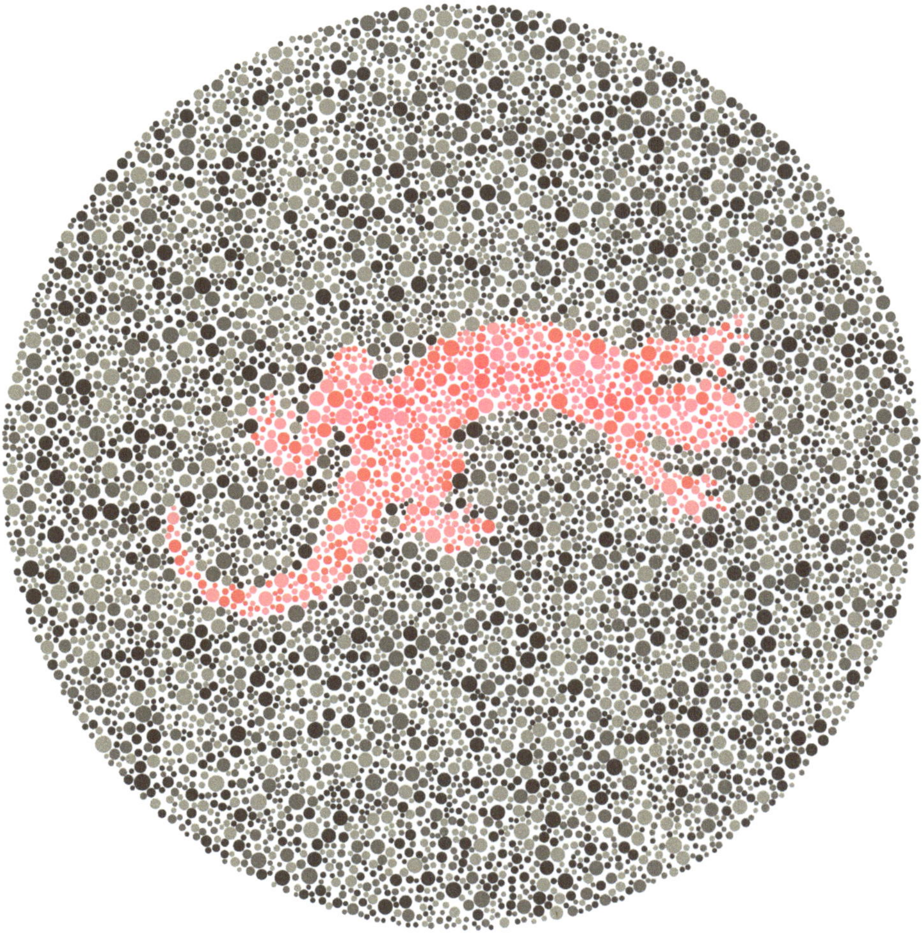

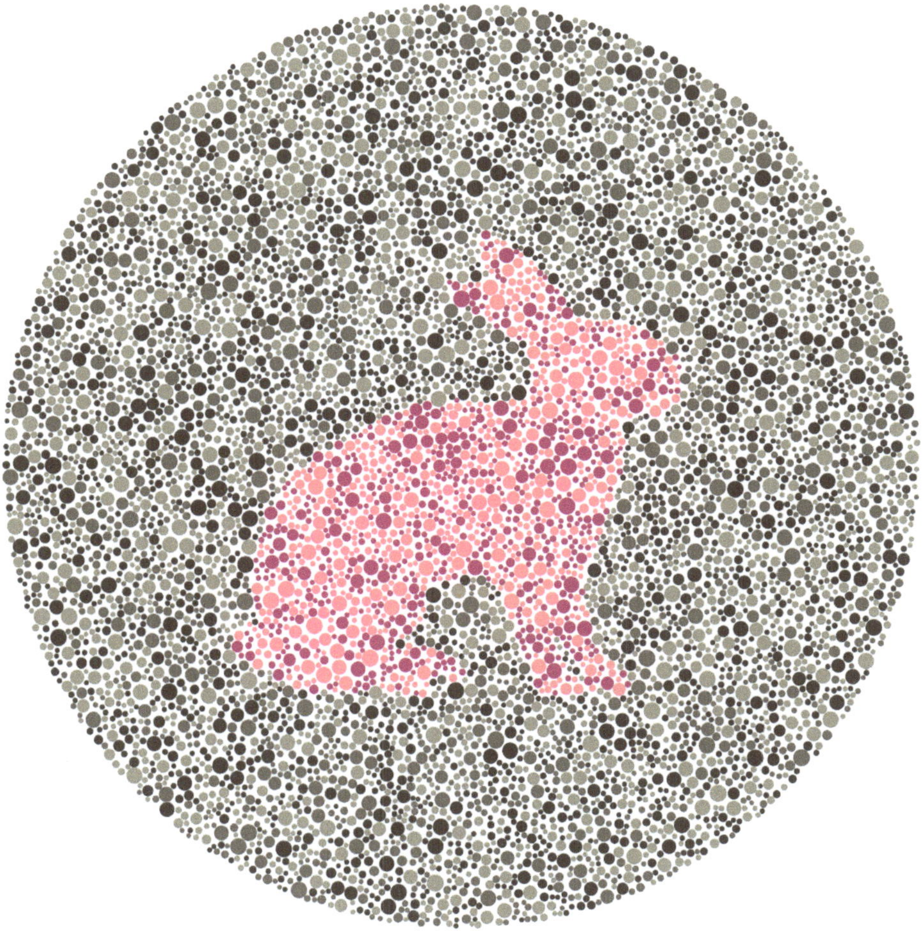

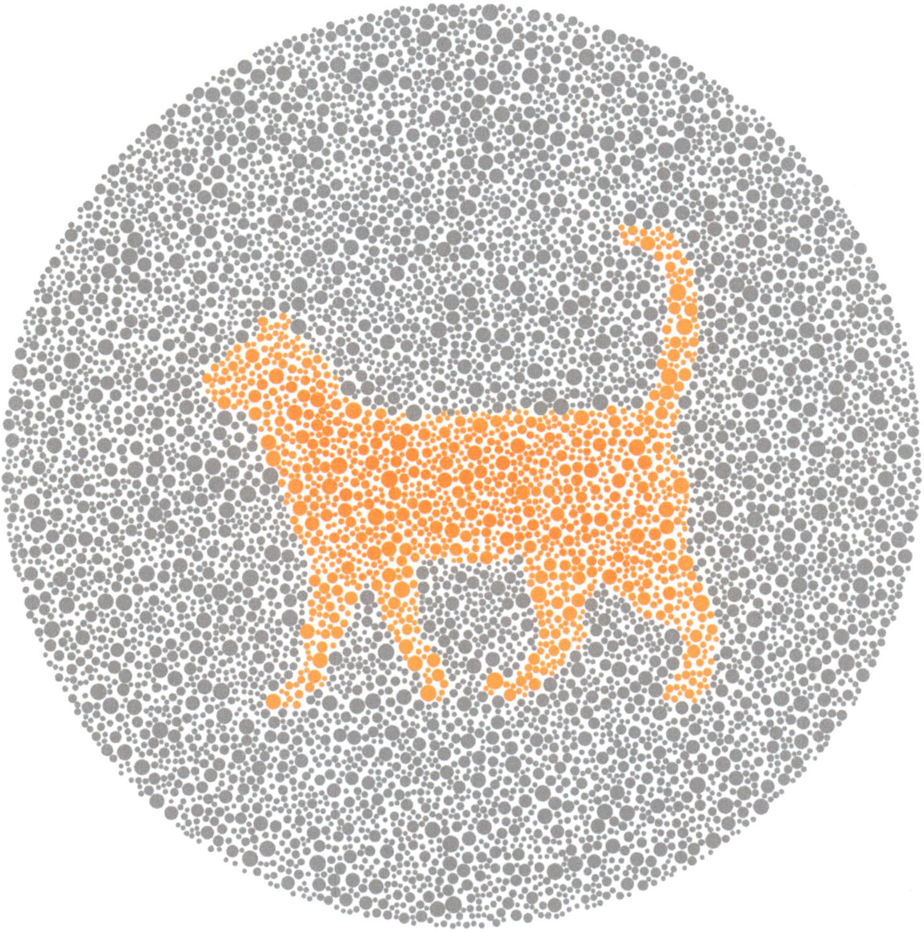

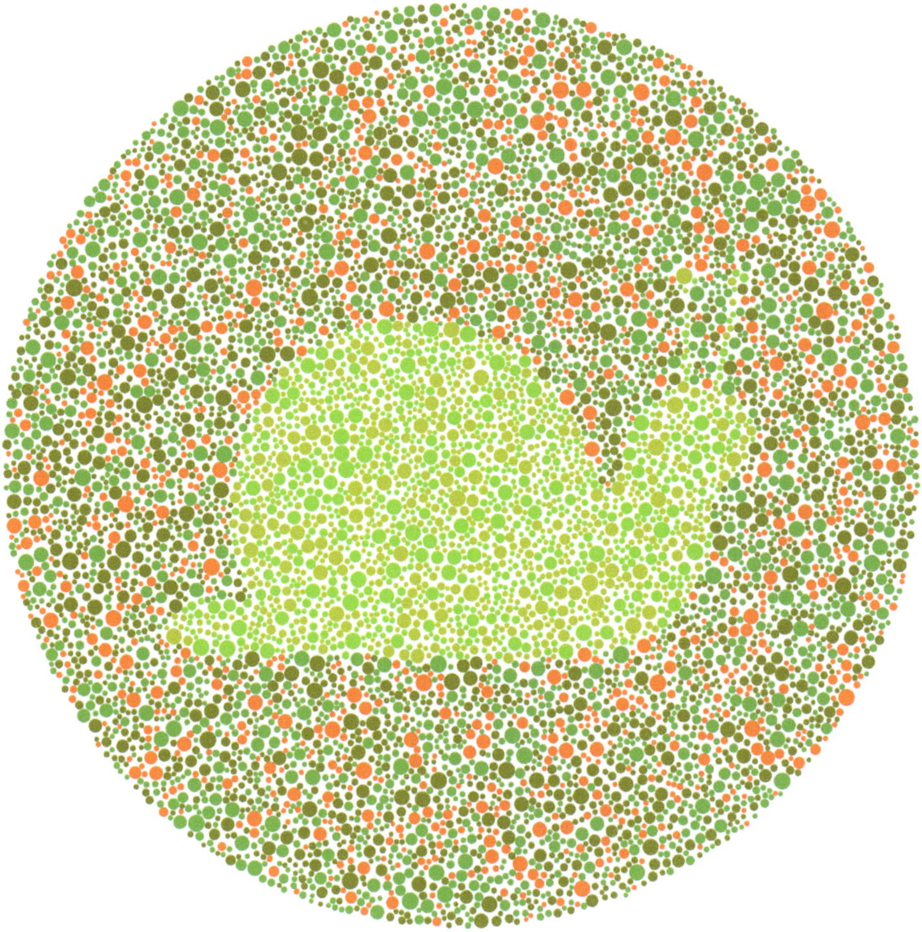

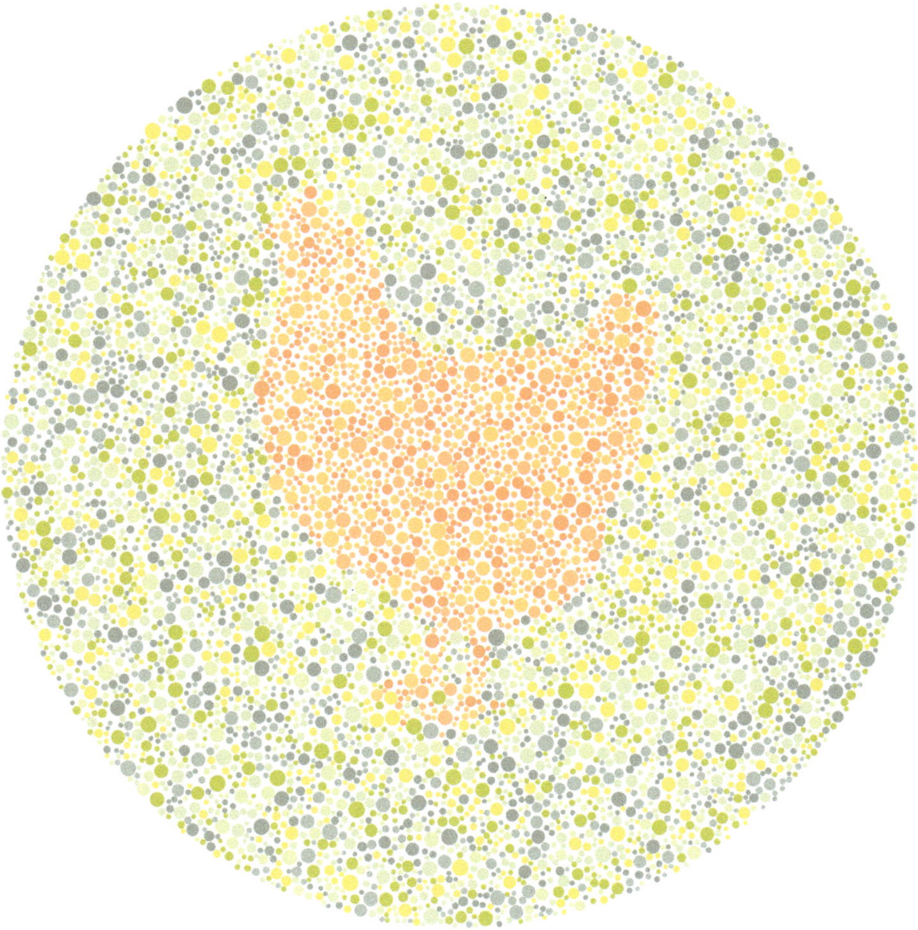

www.ingramcontent.com/pod-product-compliance
Lightning Source LLC
Chambersburg PA
CBHW050924290526
45792CB00002B/873
* 9 7 9 8 8 6 7 8 2 9 1 6 2 *